DES MALADIES DE LA PEAU,

De leur Cause, de leurs Symptômes, des Traitemens qu'elles exigent, & de ceux qui leur sont contraires.

PAR M. RETZ, Docteur en Médecine, Médecin ordinaire du Roi, servant par quartier, ancien Médecin d'Hopitaux Royaux, Associé de l'Académie de Dijon.

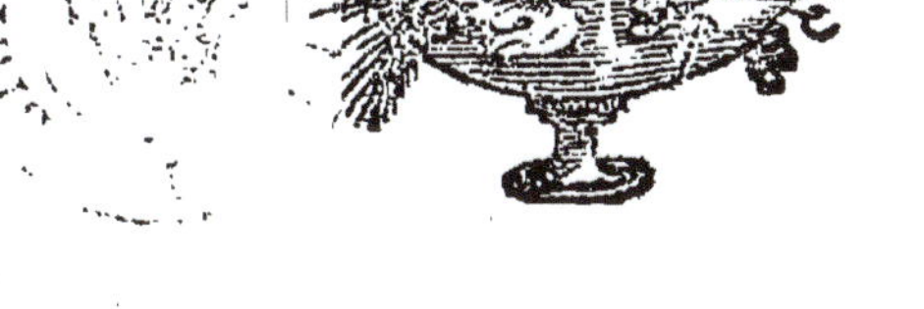

A AMSTERDAM;

Et se trouve A PARIS,

Chez MÉQUIGNON l'aîné, rue des Cordeliers, près des Ecoles de Chirurgie.

M. DCC. LXXXV.

OUVRAGES du même Auteur, qui ſe trouvent chez le même Libraire.

MÉTÉOROLOGIE appliquée à la Médecine & à l'Agriculture, Ouvrage qui a remporté le Prix, au jugement de l'Académie Impériale & Royale des Sciences & Belles-Lettres de Bruxelles, ſur cette queſtion :

Décrire la température la plus ordinaire des ſaiſons au Pays-Bas, en indiquer les influences, tant ſur l'économie animale que végétale; marquer les ſuites fâcheuſes que peuvent avoir des changemens notables dans cette température, avec les moyens d'y obvier.

On y a ajouté le TRAITÉ *du nouvel Hygrometre comparable, du même Auteur,* in-8°. *avec figures.*

aux remedes, si les dartres & d'autres affections de cette membrane s'invéterent & deviennent incurables; si la plupart des personnes, qui en sont atteintes, essuyent des traitemens longs & infructueux, & si la durée de ces traitemens les exposent au danger de contracter d'autres maladies qui dérangent totalement l'économie animale; on ne peut combattre une maladie avec succès, sans en attaquer la cause; delà l'inutilité & les suites fâcheuses des remedes administrés contre les Maladies de la Peau, dont le foyer est dans le foie, lorsqu'on ne l'y soupçonne pas & qu'on ne s'occupe pas des moyens de l'enlever.

Tandis que ce travail m'occupoit, le Docteur *Reil*, Médecin & Chirurgien Allemand, composoit son Traité *de Polycholiâ*, publié en 1784. Jamais peut-être deux Ecrivains inconnus l'un à l'autre, ne se sont exercés séparément & sans s'être rien communiqué, sur un sujet neuf & intéressant, avec plus d'ensemble & plus de vérité. Les résultats de nos productions quoique rédigées suivant deux plans différens, menent aux mêmes conséquences, & s'autorisent mutuellement ; c'est-là le triomphe de l'observation & l'unique source des traitemens que les maladies exigent. De tels rapports embrassent d'ailleurs des détails propres à faire apprécier les motifs des traitemens, sur lesquels la principale baſe des ſuccès des Médecins eſt établie, aux yeux des perſonnes éclairées.

Par *Polycholie*, M. Reil entend la ſurabondance des humeurs qui appartiennent au foie, & de celles qui ſont contenues dans le ſang & deſtinées à former la bile; cette diſpoſition eſt, ſelon l'Auteur, la cauſe des maladies bilieuſes tant aigües que chroniques; il diſtingue celles-ci par le nom général de *cachexie bilieuſe*, & il range les Maladies de la Peau ſous cette dénomination. J'ai appellé la même diſpoſition *pléthore du foie*, ou *pléthore bilieuſe*, & je l'ai reconnue, comme M. Reil, pour la cauſe des *maladies cutanées*.

Cependant je n'ai pu profiter

des lumieres de cet Obſervateur, & mes recherches n'ont pu lui être communiquées ; ce Mémoire étoit entre les mains de la Société Royale de Médecine, avant que l'Ouvrage de M. Reil fût au jour ; je ne connois même encore, de celui-ci, qu'un extrait très-inſtructif, qui a été donné au Public par l'Auteur de la *Gazette Salutaire*. Cette remarque n'a d'autre but que de prouver la ſolidité de nos travaux.

Ils feront ſentir qu'il importe de former une nouvelle claſſe des maladies qui procedent de la pléthore bilieuſe, & ſur leſquelles on n'a pas eu juſqu'ici des idées aſſez juſtes ; les regles qu'on ſuit à leur égard, ne ſont pas du tout conformes aux connoiſſances que leur application aſſidue aux maladies auroit pu offrir. » L'humeur » bilieuſe, lit-on dans un Ou- » vrage nouveau (1785), pro- » duit dans l'économie animale » des effets qui ne ſont pas en- » core connus par les Praticiens » modernes «. Tout le monde a fait cette remarque.

M. Reil a traité ſur-tout au long des dérangemens intérieurs produits dans l'économie animale par l'humeur bilieuſe, ou, ſelon lui, par la polycholie; ſes recherches ont particuliérement pour but les maladies internes qui procedent de cette conſtitution des ſujets, telles que les catarrhes, la fauſſe péripneumonie, les pleuréſies, les eſquinancies, la rougeole, la petite vérole, les éruptions miliaires, les fievres automnales, intermittentes, atrabilaires, la phtisie, l'hypochondriacie, la mélancholie, la maladie noire, les obstructions, &c. Ce que cet Auteur rapporte de l'influence de la polycholie sur les maladies cutanées, ne paroît pas, selon la Gazette Salutaire, aussi étendu, quoique la matiere ne soit pas moins intéressante.

De même que M. Reil, je n'ai pu traiter des maladies cutanées sans dire quelque chose des maladies internes qui procédent, comme elles, de la pléthore bilieuse; & j'ai la satisfaction de m'être, dans ce que j'en ai dit, rencontré avec cet Auteur; d'ailleurs ces maladies sont si intimément relatives à celles de la peau, que plusieurs sont compliquées avec ces dernieres & en paroissent inséparables; j'ai abregé les traits qui le démontrent : ce que j'en ai dit suffit pour faire connoître que quand on a prétendu *séparer les maladies aigües d'avec les maladies chroniques de la peau, & restreindre les recherches sur les dernieres*, on n'avoit pas une idée claire de leur cause commune.

J'aurois pu m'étendre sur les diverses propriétés de la bile, & sur les changemens préjudiciables à l'économie animale dont cette humeur est susceptible ; sur l'action du tissu cellulaire, & le jeu des nerfs, auxquels on attribue communément les dérangemens de la santé dont on ne connoît pas la cause ; j'aurois pu traiter fort au long de la différence qu'il y a entre les maladies que produit la bile proprement dite, & celles qui procédent de pléthore bilieuſe, deux genres parmi leſquels il regne une confuſion générale dans les écrits; mais au lieu de chercher à étendre la matiere, je me ſuis efforcé d'être ſuccint & clair; la partie médicale elle-même n'eſt qu'un apperçu des moyens de guériſon, indiqués par la nature, autoriſés par l'expérience, & ſuſceptibles d'une plus grande étendue facile à donner dans les circonſtances.

Les rapports qui exiſtent entre l'état du foie & les Maladies de la Peau, ſont univerſels; il n'y en a peut être pas une parmi celles qui proviennent de cauſe interne, dont on ne trouve la cauſe, lorſqu'on la cherchera avec ſoin, dans la conſtitution du foie & dans la nature des humeurs qui affluent à ce viſcere. On en ſera bientôt convaincu quand on aura examiné les principaux traits de l'hiſtoire de la ſécrétion de la bile & de l'inſenſible tranſpiration : deux fonctions eſſentielles à la vie, dont les rapports intimes démontreront ceux qui exiſtent entre les maladies des organes qui les exécutent.

Ce n'eſt pas que la ſubſtance du foie ſoit toujours affectée dans ces maladies, comme elle l'eſt le plus ſouvent dans les cas particuliers où elles ſont un peu invétérées ; l'état de ce viſcere, qui cauſe ces maladies, doit auſſi s'entendre de ſa diſpoſition à exécuter la ſécrétion de la bile, & de l'altération de cette fonction. Dès que la ſécrétion de la bile eſt dérangée, ſoit par le vice du foie ou par celui des humeurs qu'il doit filtrer, les Maladies de la Peau ont lieu, & on peut dire qu'elles procédent de l'état du foie.

J'eſpere que les Obſervateurs s'empreſſeront de vérifier les nouveaux faits que j'ai recueillis, & de reculer par leurs recherches ultérieures, les limites des connoiſſances relatives aux Maladies de la Peau. Je ſerai le premier à profiter des objections qu'on prétendroit faire à cette production, ſi elles portent, comme elle, ſur des obſervations; mais il n'y auroit que l'indécence à oppoſer à ce travail, de la théorie, des raiſonnemens hypothétiques, des *oui-dires*, & de ces *ſuppoſitions chymiques*, avec leſquelles des Médecins qui ne voyent point, oſent cependant quelquefois contredire des Médecins qui *ont vu*, comme on en trouve un exemple récent dans le *Journal de Médecine, du Mois de Février 1785, page 71.*

DES

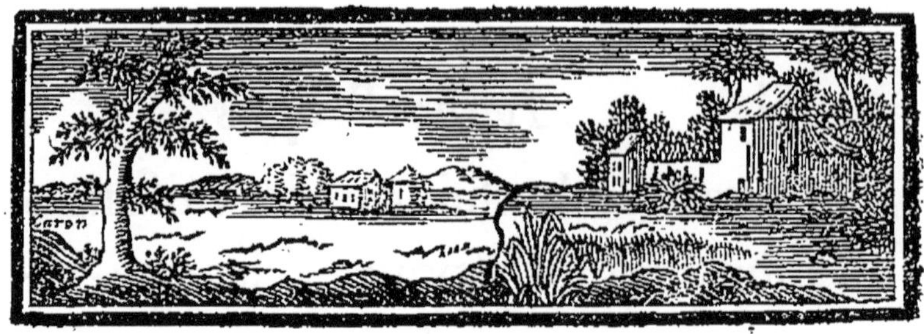

DES MALADIES DE LA PEAU,

De leur Cause, de leurs Symptômes, des Traitemens qu'elles exigent, & des erreurs qui leur sont contraires.

PARTIE PHYSIOLOGIQUE,

Ou Histoire de la Sécrétion de la bile, de la Transpiration, & des rapports que ces deux fonctions ont entr'elles.

La bile se sépare du sang dans le foie; avant sa sécrétion, elle est contenue dans la veine porte, & mêlée au sang que les vaisseaux des intestins ont porté dans cette artere; à l'époque antérieure, elle est confondue dans la maſſe générale, après avoir été produite par les alimens.

L'humeur de l'inſenſible tranſpiration fait partie du ſang dans les vaiſſeaux ; on eſtime qu'elle s'en ſépare aux extrémités artérielles lymphatiques, quoiqu'on ne ſoit pas encore parvenu à démontrer ces vaiſſeaux, ni par conſéquent la marche des humeurs qui les parcourent.

On ſait que la bile eſt compoſée des parties réſineuſe & ſulphureuſe des alimens, ſuperflues à la nutrition, propres à gêner la circulation, & deſtinées à être filtrées par le foie, pour favoriſer enſuite la digeſtion ; il eſt aiſé de ſe convaincre auſſi, que l'humeur de la tranſpiration eſt la partie aqueuſe du ſang, qui tient en diſſolution les ſubſtances réſineuſes-ſulphureuſes deſtinées à faire la bile, & qui eſt également importune à la circulation & ſuperflue à la nutrition.

Il s'en ſuit delà que la ſécrétion de la bile a pour but de dépouiller le ſang contenu dans la veine porte, avant qu'il paſſe dans la veine cave, des ſubſtances réſineuſes & ſulphureuſes qu'il a reçues des alimens, & la tranſpiration de dépouiller le ſang tranſmis à la veine cave, & contenu enſuite dans tous les vaiſſeaux, des parties aqueuſes qui ſervoient de véhicule aux ſubſtances bilieuſes, & qui en étoient imprégnées.

La premiere opération eſt connue; l'aſſertion de la ſeconde ſeroit peut-être ſuſceptible de diſcuſſion, ſi les faits ſuivans ne l'appuyoient pas. La ſueur a une odeur de bile dans la plupart des circonſtances, & ſur-tout lorſqu'elle eſt conſidérable, qu'elle eſt excitée par des excès ou par des maladies. Elle pénetre les vêtemens ſous les aiſſelles, & y forme une auréole jaune qui efface les couleurs de toute ſortes d'étoffes; cet événement a lieu chez les jeunes perſonnes du plus beau ſang, pour peu que la promenade ou la danſe augmentent la tranſpiration. La même humeur teint en jaune le linge des perſonnes du tempérament bilieux. Elle garde elle-même la couleur de la bile dont elle eſt imprégnée aux endroits où le contact de l'air ne l'enleve pas, & où elle s'épaiſſit par ſon ſéjour; tel eſt le *cérumen* des oreilles. La peau des parties que les Européens exposent au soleil ; & qui ne sont pas couvertes de vêtemens, brunit, parce que la chaleur de cet astre desséche sous l'épiderme les substances bilieuses arrivées-là par la transpiration. Enfin on a prouvé que la couleur des Negres vient de ce qu'ils ont la bile noire.

Ainsi la nature, qui emploie à toutes ses opérations la plus grande simplicité de moyens, tire de la sécrétion de la bile un parti convenable à la digestion, & de la transpiration, celui qui convient à la nature de la peau, à la sensibilité, à la souplesse dans lesquelles l'organe du toucher doit être entretenu, au ressort dont il a besoin, & qu'une humeur purement séreuse ne seroit pas propre à favoriser.

Dans l'état de santé, la quantité & la constitution de la bile que le foie sépare du sang, & celles de l'humeur dont la transpiration abreuve la peau, sont proportionnées, l'une au besoin de la digestion, l'autre à celui de cette membrane ; de sorte qu'elles sont surabondantes dans le sang, précisément de la quantité convenable à leurs usages.

Mais les erreurs dans la maniere de vivre si communes qu'elles sont devenues, pour ainsi dire, nécessaires à la plupart des personnes, la trop grande quantité, la mauvaise qualité des alimens, & sur-tout le défaut d'exercice, augmentent continuellement la quantité des substances bilieuses dans le sang, & par conséquent l'intensité de l'humeur de la transpiration.

Je dis l'intensité, parce que la surabondance des substances bilieuses dans le sang, ne donne point réellement lieu à une transpiration plus abondante, mais à la transpiration d'une humeur plus imprégnée de bile.

Dans les cas de surabondance des matieres bilieuses du sang, le foie, dont le diametre est fixé, la capacité circonscrite, & la fonction bornée, ne peut recevoir une plus grande quantité de ces matieres; celles que ce viscere ne peut admettre, séjournent dans la veine porte; elles refluent dans les veines mesaraïques, spléniques; elles passent en partie dans la veine cave, & de celle-ci au cœur, où, réunies à la masse du sang, elles constituent la pléthore du foie, parce qu'il est alors plein &

gonflé, auſſi-bien que la veine porte & les vaiſſeaux inteſtinaux.

Cette pléthore eſt peu ſenſible quand ce n'eſt qu'accidentellement que les matieres bilieuſes ſont augmentées dans le ſang; lorſqu'une petite quantité ſeulement de ces matieres ont été refuſées par le foie, il ne réſulte aucune altération de la peau, de leur mélange avec l'humeur de la tranſpiration.

Mais lorſque les erreurs dans le régime, & principalement l'abus des alimens gras, viſqueux, ſalés, des boiſſons échauffantes, &c. ſont habituels, qu'à chaque repas la quantité des ſubſtances bilieuſes augmente dans le ſang, & que le foie en refuſe toujours une partie qui reflue dans la maſſe; ces ſubſtances s'épaiſſiſſent, deviennent rances, & contractent diverſes qualités préjudiciables; la ſéroſité deſtinée à la tranſpiration s'en imprégne en plus ou moins grande quantité; elle porte à la peau les levains vicieux dont elle eſt impregnée; il en réſulte dans diverſes parties, la plupart des maladies de cette membrane.

Dans les climats où ces maladies

ſont rares, la température donne apparemment lieu à une tranſpiration capable d'enlever toutes les ſubſtances bilieuſes ſurabondantes, ou bien la maniere de vivre empêche qu'elles ne s'accumulent aſſez pour nuire; mais ces ſubſtances ſont ſi abondantes dans d'autres pays, & elles ſont, ſur-tout chez certains ſujets, ſi peu tranſpirables, ſoit par leur nature, ſoit par les influences de la température, que les maladies de peau y ſont très-communes; auſſi ont elles autant de rapports avec l'état du foie, que nous venons d'en voir entre la ſécrétion de la bile & la tranſpiration.

Les maladies de peau ſont endémiques dans les grandes villes, ſur-tout chez les gens riches, & chez ceux qui vivent de la dépouille de leurs tables, parce qu'ils font un uſage habituel & une conſommation conſidérable de viandes & de tous les alimens les plus abondans en matiere de bile, de boiſſons ſpiritueuſes & ameres, d'épiceries, &c. parce qu'on y mene une vie ſédentaire, qu'on y veille, qu'on y dort tard, qu'on n'y prend que très-peu d'exercice qui donne de l'action aux muſcles, & que, ſuivant un autre abus des commodités de la vie, on s'y défend preſque tout-à-fait pendant trois ſaiſons, par beaucoup de vêtemens, du contact de l'air, ſans lequel on ne tranſpire qu'imparfaitement.

Les femmes qui menent la même vie, ſont moins ſujettes aux maladies de la peau que les hommes, à raiſon d'une évacuation particuliere qui enleve chaque mois une partie des ſubſtances bilieuſes mêlées au ſang; il eſt vraiſemblable que cette évacuation eſt auſſi la cauſe de ce qu'elles ont en général la peau plus blanche que les hommes; mais dès que les regles ſe dérangent ou qu'elles manquent tout-à-fait, & que la matrice refuſe paſſage aux ſubſtances bilieuſes contenues dans le ſang menſtruel, la couleur de la peau change de pluſieurs manieres; elle devient pâle dans les ſuppreſſions; après le temps critique, accompagné de pléthore bilieuſe, le viſage devient ſouvent couperoſé, & les maladies cutanées ſe déclarent; celles-ci exigent alors les plus grands ménagemens & beaucoup de docilité dans les malades.

La membrane pituitaire, autre organe de la transpiration, appelée *transpiration pulmonaire*, n'est pas moins susceptible que la peau d'affections qui procedent de l'état du foie : les rhumes épidémiques, les esquinancies, les fluxions de poitrine bilieuses, les oppressions, les toux, la phtisie, procedent aussi de pléthore bilieuse, ou d'une transpiration pulmonaire chargée de matieres de biles surabondantes & viciées, qui alterent cette membrane. La pléthore bilieuse a causé au printemps dernier, des maux de gorge, & des péripneumonies très-répandues à Paris.

De cette constitution naît souvent l'inflammation du foie lui-même, & cette maladie ressemble tellement à la pleurésie, que les Médecins ont besoin d'y faire la plus grande attention pour éviter l'erreur. Un Médecin de Sicile se crut attaqué d'une pleurésie, jusqu'à ce que *Galien* (*de loc. affect. lib.* 5. *cap.* 7.) fut venu le détromper & le convaincre, malgré l'apparence, que sa maladie étoit une inflammation du foie. Il m'est arrivé, je l'avoue, de traiter cette maladie pour fluxion de poitrine, jusqu'à ce que la diarrhée ou la jaunisse soient survenues pour me détromper, & mon erreur a duré quelquefois jusqu'à l'ouverture des cadavres. Au reste, l'on sait que le traitement convenable à l'une de ces deux maladies convient aussi parfaitement à l'autre.

L'*urine* s'impregne comme l'humeur de la transpiration, d'une partie des matieres bilieuses surabondantes dans le sang. De lympide & citrine qu'elle est lorsque le sang ne contient que la quantité de matieres bilieuses convenables, elle devient trouble, jaunâtre, rouge, chargée de sédiment & fétide dans différentes circonstances où ces substances sont augmentées dans le sang & viciées. On voit quelquefois dans le scorbut avancé la superficie des urines couverte d'une substance oléagineuse brune, très-distincte, qui n'est autre chose qu'une portion de matieres bilieuses. Les urines éprouvent plusieurs autres changemens produits par la même cause, alors elles affectent les reins, les ureteres, la vessie, & elles causent des maladies particulieres aux membranes de ces parties.

Les crachats, qu'on appelle *rouillés*, dans les fluxions de poitrine, sont une expectoration ou transpiration pulmonaire imprégnée de matiere de bile. Le *mucus* du nez devient jaune ou verd par la même raison, sans qu'on soit arrêté par aucune maladie. La *chassie* s'altere de la même maniere, & donne alors lieu aux ophtalmies. L'humeur, appellée mal-à-propos *fleurs blanches*, puisqu'elle est le plus souvent jaune, est communément excitée par la pléthore bilieuse, & colorée par les matieres de la bile.

L'humeur *gastrique*, imprégnée de ces matieres, dérange la digestion, jette le désordre dans les maladies, & fait naître des coliques qu'on nomme *nerveuses*, parce qu'on ne sait pas leur véritable cause; l'humeur *intestinale*, également viciée, cause les diarrhées, les dyssenteries. Enfin, j'ai vu la *semence* participer de la pléthore bilieuse, & donner une couleur citrine au linge de trois sujets que cette altération alarmoit. De nouvelles observations sur ce sujet, peuvent répandre du jour sur les diverses constitutions des enfans.

PARTIE PATHOLOGIQUE,

Ou exposé des cas dans lesquels l'état du foie influe sur les Maladies de la Peau, & des signes de cette influence.

LORSQUE la masse du sang est tellement surchargée de substances bilieuses, que le foie ne peut, ni recevoir toutes celles qui lui sont transmisés par la veine porte, ni refuser toutes celles qu'il ne peut employer; il y a pléthore au foie, *plethore bilieuse*. Quelque nom qu'on donne à cet état, il est sensible par des symptômes certains; le sang tiré de la veine, l'examen des cadavres, offrent des phénomenes qui le caractérisent, & tous les sujets dans lesquels on a remarqué ces signes réunis, ont ou avoient des maladies de peau.

SYMPTÔMES.

Les plus communs sont cet ensemble par lequel on est convenu de reconnoître le tempérament bilieux: la peau brune, & tirant ſur le jaune, la chaleur, l'ardeur des mains, la tranſpiration onctueuſe, la ſueur fétide des pieds, le grand appetit, la digeſtion difficile, le ventre pareſſeux, les ſueurs nocturnes, les urines rouges & chargées de ſédiment, la violence des paſſions. La maniere de vivre peut rendre pléthorique le foie des ſujets de tout autre tempérament.

A ces ſignes ordinaires de la pléthore bilieuſe que l'on obſerve dans les perſonnes en bonne ſanté, ſuccedent inſenſiblement de petits mal-aiſes, & de légeres incommodités auxquelles on fait communément peu d'attention, mais dont l'opiniâtreté autoriſe les Médecins expérimentés à prédire de grandes cataſtrophes dans l'économie animale.

Ce ſont la rougeur du viſage & du nez, la ſéchereſſe & l'aſpérité de la peau, une oppreſſion, une tenſion incommode, & une peſanteur aux parties antérieures de la poitrine, la conſtipation, des nauſées habituelles, & des renvois acides ou nidoreux, avec un ſentiment de plénitude qui ôte l'appétit & fait éprouver des fatigues d'eſtomac après qu'on a pris des alimens ſolides.

Si la pléthore bilieuſe augmente, il ſurvient des bouffées de chaleur qui ſe portent à la face ; les yeux & les bords des paupieres ſont rouges ; on apperçoit quelquefois une teinte jaune dans le grand angle de l'œil ; les urines pâles & crues tant qu'on reſte dans l'inaction, ſont colorées, troubles & chargées de ſédiment, pour peu qu'on prenne d'exercice ; une grande chaleur intérieure ſe fait ſentir ; des inquiétudes, l'accablement, le mal de tête, les vertiges tourmentent ; on a du penchant au ſommeil, à la triſteſſe, de la diſpoſition à la colere ; le poulx eſt plein, ſur-tout après le repas, & la peau, ſéche en tout autre temps, eſt moite, onctueuſe & chaude pendant la digeſtion.

Alors la peau ſe reſſent néceſſairement des efforts que fait la tranſpiration pour diminuer la pléthore bilieuſe, & l'humeur de cette fonction cauſe à cette membrane des affections plus ou moins conſidérables & malignes, ſelon le degré de la pléthore, la maniere de vivre qui l'a occaſionnée, & la diſposition des sujets; ces maladies se dissipent d'elles-mêmes, ou cédent aux secours de l'art, ou bien deviennent rebelles & incurables, suivant que les circonstances tendent à détruire la pléthore bilieuse, ou que le régime & les remedes concourent à l'augmenter.

Elles attaquent le plus souvent le visage, les mains, les poignets, le devant de la poitrine, le dedans des cuisses, le scrotum, la vulve, l'intérieur du nez, les levres, la marge de l'anus; la plupart des maladies qu'on regarde comme des douleurs hémorroïdales, sont des maladies de peau qui procedent de l'état du foie.

SIGNES TIRÉS DU SANG.

Le sang sorti de la veine des sujets attaqués de pléthore bilieuse, est d'un rouge foncé, tirant sur le noir; la partie rouge en est plus considérable que dans l'état naturel, & elle est mêlée d'une substance agglutinative qui la convertit à mesure qu'elle refroidit, en un corps compact, arrondi en forme de cul d'artichaud. Cette constitution du sang est aussi celle qui caractérise les maladies inflammatoires dans lesquelles la pléthore bilieuse joue un rôle plus considérable que dans des simples maladies de la peau.

De plus, la superficie du *coagulum* est couverte de matieres bilieuses visibles, tantôt vertes, tantôt jaunes ou grisâtres, tantôt marbrées de verd & de jaune; & la sérosité dans laquelle il surnage, est trouble & saffranée. Des observations imparfaites sur ce sujet ont donné lieu à l'erreur des Médecins, qui craignent que la saignée n'attire la bile de la vésicule dans le sang, & qui n'osent, par cette raison, prescrire l'ouverture de la veine dans la pléthore du foie, tandis que la bile, qui couvre alors le sang, existe dans cette liqueur, & ne peut provenir du sac ni des canaux biliaires.

L'intensité des qualités du sang que je viens de décrire est d'autant plus grande que la pléthore du foie est plus considérable. La saignée, qui est toujours indiquée alors, procure une diminution dans les signes tirés de l'inspection du sang, qui s'accorde avec la diminution des symptômes de la pléthore, d'une maniere ſenſible & ſatisfaiſante.

OUVERTURE DES CADAVRES.

Dans les cadavres dont la veine porte eſt reſtée pleine (car on ne la trouve telle que quand la pléthore bilieuſe étoit extrême dans les malades) ce vaiſſeau contient un ſang bien plus noir & bien plus épais que dans les autres cadavres; la graiſſe du tiſſu cellulaire à laquelle l'humeur de la tranſpiration communique, eſt jaune, la chair fort rouge, & tous les viſceres ſont tuméfiés & ſurchargés d'un ſang noir.

Ce ſang eſt quelquefois ſi épais dans la veine porte; qu'il y forme des caillots prêts à ſe concretre, & qui, indépendamment de l'effet ordinaire du refroidiſſement, paroiſſent avoir été depuis long-temps incapables de circulation; j'ai vu pluſieurs fois dans ce ſang peu d'heures après la mort, & avant que les cadavres fuſſent refroidis, des caillots conſolidés par des filamens charnus qui les traverſoient, & leur ſervoient, pour ainſi dire, de charpente. J'y ai trouvé de vraies concrétions d'une ſubſtance consistante comme la chair d'un muscle; elles flottoient dans le sang de la veine porte, s'étendoient suivant les ramifications de ce vaisseau dans les veines du bas-ventre, & entroient avec elles dans le foie. *Voyez les figures de la planche.* Ces concrétions n'étoient pas les seules qu'il y eût dans les cadavres, d'autres occupoient les cavités du cœur, & formoient des polypes considérables & curieux, comme on le verra dans un autre Ouvrage auquel je travaille, & qui paroîtra incessamment.

Lorsque la pléthore bilieuse est très-grave, & que les organes des sujets ont pu la supporter sans essuyer quelque maladie aigüe qui ait dépouillé le sang des matieres bilieuses surabondantes ou sacrifié le malade : lorsque l'affection est chronique, & à son dernier période, la couleur du foie est foncée; il est quelquefois tacheté de marques violettes; sa substance dans d'autres cadavres, est parsemée de noyaux charnus, plus durs que le reste du viscere; j'y ai apperçu deux fois des globules semblables à de la craie, ou de petites ossifications. La même observation a été publiée depuis par l'Auteur de la these : *De jecinoris inflammatione, Edimburgi.* Le dernier degré de la pléthore bilieuse est la pourriture du foie, & la peau est toujours malade.

Trois cadavres, parmi plusieurs autres, m'ont fourni les observations suivantes.

Clabaud, Matelot, avoit une dartre vive au scrotum, une démangeaison de tout le corps, & des pustules au front. *Carn*, Forçat, étoit incommodé, depuis plusieurs mois, d'une ophtalmie & d'ulceres aux jambes, & *le Clerc*, Soldat, étoit sujet à des érésipeles à la face, des hémorroïdes, des dartres vagues sur tout le corps. Ils étoient venus dans les hopitaux avec tous les signes de pléthore bilieuse, portée au dernier degré; ils moururent cachectiques au bout de plusieurs mois.

La graisse du tissu cellulaire n'étoit point dissipée par la maladie; elle étoit seulement devenue jaune; la chair des muscles étoit d'un rouge-violet; le foie rouge brun foncé, parsemé de taches livides à l'extérieur, & de grains durs & charnus dans sa substance. Tous les vaisseaux de la poitrine étoient engorgés & noirâtres; les plus gros contenoient des concrétions polypeuſes du ſang; les cavités du cœur étoient pleines de caillots de ſang fort noir, mêlés de concrétions charnues. La bile de la véſicule du fiel étoit en petite quantité & pâle, parce qu'apparemment le foie ne la filtroit plus, que les matieres en reſtoient dans le ſang; la veine porte étoit en effet pleine d'un ſang noir & caillé, quoique chaud; au milieu des caillots lavés étoient dans *Carn* & dans *le Clerc*, deux concrétions charnues, dont les figures ſont repréſentées *planche* 1 & 2.

Jacques Paſquier, Forçat, n'avoit d'autre maladie de peau qu'une eſpece de miliaire chronique, des démangeaiſons, & l'habitude du corps un peu jaune. Je lui trouvai auſſi des polypes au cœur; mais il avoit en même-temps le foie prodigieuſement tuméfié, tacheté de noir, la bile preſque blanche, & la veine porte très-pleine de ſang; au milieu de ce ſang, étoit la concrétion charnue repréſentée par la *figure cinquieme*; c'eſt la plus conſidérable de celles que j'ai rencontrées; les polypes du cœur étoient auſſi monſtrueux; les figures 3 & 4 ſont celles de deux autres concrétions trouvées dans la veine porte pleine de ſang, de deux autres ſujets morts avec des maladies de peau.

Les cadavres de pluſieurs ſcorbutiques avoient la peau couverte de taches violettes en divers endroits, & rongée dans d'autres par des ulceres. J'ai trouvé communément le foie de ces ſujets noir, affaiſſé, preſqu'en pourriture, la veine porte pleine de ſang noir, & la véſicule du fiel très-pâle.

Ces malades & beaucoup d'autres, dont l'état extérieur annonçoit une égale affection du foie, mais que leur guériſon a empêché de vérifier, ne ſe plaignoient d'aucune douleur à cette partie, & on n'y trouvoit aucune tumeur. Quelques-uns ſeulement avoient la ratte plus groſſe, comme ſi elle eût participé de la pléthore bilieuſe, mais nullement douloureuſe; on ſait que ce viſcere ſe diſtend prodigieuſement ſans déranger l'économie animale. Le foie eſt, à quelques égards, indolent comme la rate, & capable de ſe diſtendre & de s'altérer ſans aucun ſigne apparent.

Si la Médecine peut être comparée

comme l'Anatomie, on trouvera une nouvelle preuve de l'influence de l'état du foie sur les maladies de la peau, dans la maladie des moutons appellée *pourriture*, au dernier degré de laquelle toute l'habitude du corps de ces animaux est affectée (*Mém. de M. l'Abbé Teſſier*), & le foie gâté.

Il réſulte de ces obſervations que les matieres bilieuſes ſurabondent dans le ſang des ſujets attaqués de maladies cutanées; que ces matieres changent la couleur rouge du ſang en noir; qu'elles ſurnagent au-deſſus de cette liqueur tirée de la veine & refroidie; que mêlées avec elle durant la circulation, elles l'épaiſſiſſent, & le transforment en des maſſes charnues, iſolées, qui flottent dans les vaiſſeaux; qu'elles teignent la graiſſe en jaune; qu'elles affectent la membrane pituitaire; que mêlées à l'urine, elles la dénaturent & cauſent des maladies aux membranes qui la filtrent, & qu'enfin portées à la peau par la tranſpiration, elles donnent lieu à celles qui ſont le ſujet de cet Ouvrage.

SIGNES tirés des Maladies aigües de la Peau, causées par la pléthore bilieuse.

LA pléthore bilieuse est aussi la cause de la plupart des fievres exanthématiques ; la fievre, qui les accompagne, est le travail de la nature, convenable à la despumation procurée par la transpiration. La diversité des exanthemes vient de la variété des substances dont les matieres de la transpiration sont composées. Elles contiennent plus de sang dans la *rougeole* & la *scarlatine*, plus de sérosité dans la *miliaire*, de matieres bilieuses corrompues dans la *pourpre*; dans la *miliaire des femmes en couche*, la matiere laiteuse caractérise l'éruption ; la *fievre puerpérale* est la maladie des femmes en couche dont la grossesse a été contemporaine de la pléthore bilieuse.

Les maladies de peau qui participent de la *peste*, les bubons, les pétéchies pestilentielles, causées par des alimens corrompus, telles qu'on les observe souvent, peuvent-elles venir d'autre cause extérieure si ce n'est de ce que les substances bilieuses des alimens, imprégnées du levain de la corruption, ont été rejettées par le foie, & portées à la surface du corps par la transpiration ?

Nous manquons sans doute d'observations assez détaillées sur les pestiférés pour être certains de ce rapport des maladies du foie avec les symptômes de la peste qui se présentent à la peau; mais il est aisé d'en juger par des analogies : *Sauvages* rapporte, d'après *Hamberger* & d'autres Auteurs, que des hommes qui avoient mangé des baies de solanum, eurent peu après tout le corps rouge, comme dans la *pourpre*, sans chaleur & sans fievre, & qu'ils furent débarrassés de cette incommodité par un émétique.

J'ai vu, ajoute cet Auteur, dans le même état, toute la famille d'un Cordonnier qui avoit mangé le foie d'un chien de mer; l'épiderme se détacha de leur corps, & tomba par lambeaux considérables; une jeune fille de cette famille, qui avoit moins mangé de foie que les autres, ne pela pas de tout le corps, mais il lui survint un *abscès* à la cuisse. (*Nosolog. Méthod. tom. II. pag.* 593).

La

La *jauniſſe* ne peut être conſidérée comme maladie de peau, qu'à raiſon de la démangeaiſon qu'elle cauſe à cette membrane, & de la grande ſécheresſe à laquelle elle donne lieu, en altérant & en épaiſſiſſant l'humeur de la tranſpiration. Cette maladie eſt quelquefois critique dans les fievres continues bilieuſes; l'obſervation d'*Hyppocrate* à cet égard, eſt une autorité puiſſante en faveur des influences de la pléthore bilieuſe ſur les maladies de la peau: *Quibuſcumque per febres die ſeptimo aut nono, aut undecimo, aut decimo quarto, aurigo incidit, bonum & ſalutare, niſi dextrum hypochondrium obduruerit. Lib. 4. aph. 64.* La jauniſſe eſt plus ſouvent cauſée par la pléthore bilieuſe que par l'épanchement de la bile cyſtique.

Dans l'ictere verte, *icteritia viridis*, ou noire, *melaſicterus*, ce ſont des ſubſtances bilieuſes paſſées de la veine porte dans le ſang, qui ont donné la couleur à la ſéroſité, & celle-ci l'a donnée à la peau. La derniere, appellée auſſi *maladie noire*, vient ſans doute du mélange du ſang noir, contenu dans la veine porte, avec l'humeur de l'infenfible tranfpiration. Ces maladies exigent, felon *Sauvages*, des recherches particulieres que les Auteurs n'ont pas achevées; ces recherches, d'après ce que je viens de dire, doivent être relatives à des obfervations chymiques & anatomiques fur le foie.

D'après les rapprochemens précédens des phénomenes relatifs à la fecrétion de la bile & à la tranfpiration, feroit-ce une erreur de conjecturer que *la goutte*, cette maladie de peau cruelle, & dont l'origine eft inconnue, tient à l'état du foie? Elle furvient après l'ufage immodéré du vin, de la bonne chere, des liqueurs échauffantes, fubftances les plus propres de toutes à multiplier les matieres bilieufes dans le fang; auffi les goutteux font-ils prefque tous du tempérament bilieux; il font peu d'exercice, & leur humeur de tranfpiration, imprégnée de ces fubftances, eft par conféquent le plus fouvent retenue; elle devient fi abondante qu'elle eft obligée de fe gliffer fous les parties membraneufes des extrémités où elle forme quelquefois des concrétions femblables à celles qui fe produifent dans le foie & dans les vaisseaux de la bile. Les Symptômes intérieurs & généraux de la goutte, les inquiétudes, l'insomnie, les frissons, les sueurs, le dégoût des alimens, l'abattement des forces, la fievre, caractérisent évidemment la pléthore du foie. Chaque accès de goutte peut passer pour un abrégé de fievre bilieuse, dont la coction & la crise sont différentes. Les intervalles des accès paroissent remplis par une rétention excessive de substances bilieuses destinées pour la transpiration, & leurs retours, déterminés par l'explosion de ces substances dans les membranes des articulations; ces mêmes matieres engorgées dans le foie & les autres visceres, feroient alors ce qu'on appelle *goutte remontée.*

En travaillant sur cette matiere, en développant les observations, en les combinant, on trouvera peut-être que la pléthore bilieuse est la cause la plus générale des maladies. Je ne puis m'empêcher d'arrêter ici un moment l'attention sur quelques phénomenes importans de l'influence de la pléthore bilieuse.

Signes tirés des maladies qui attaquent la membrane pituitaire.

De même que cet état du foie est caractérisé par des symptômes à la peau, nommés *maladies cutanées*; de même, il se connoît dans la membrane pituitaire à des signes qui ne sont ni équivoques ni moins concluans.

Les plus sensibles de ces signes, pour ne pas entrer dans des détails qui exigeroient un Mémoire particulier, sont des symptômes de la fluxion de poitrine bilieuse : l'épaississement des humeurs bronchique, nasale, celui de la salive, des crachats (*V. p.* 11,), & la crasse de la langue ou *langue chargée*. Il n'y a pas un homme de l'Art accoutumé à regarder cette crasse comme l'effet d'un reste d'alimens mal digérés, qui ne s'étonne de ce qu'elle résiste aux purgatifs, qu'elle augmente même souvent par leur usage; & , s'ils ouvroient les cadavres, la netteté de l'estomac exciteroit bien plus leur étonnement.

Alors l'humeur de la transpiration pulmonaire est comme celle de l'autre transpiration, imprégnée des subsſtances bilieuſes que le foie n'a point admiſes, & que la circulation a reçues; elles épaiſſiſſent & teignent en jaune les crachats, le mucus, le cérumen, la chaſſie; & l'humeur qui lubréfie la langue, parce que la membrane pituitaire, qui exerce la tranſpiration de ces diverſes humeurs, recouvre toutes les parties qui les fourniſſent.

La tranſpiration de la langue offre ſur-tout des phénomenes intéreſſans: l'humeur tranſpirable ſéjourne à raiſon de ſa conſiſtance, dans le tiſſu de la membrane; elle tranſpire ſous la forme d'un limon jaune qui enveloppe les dents, ſur-tout lorſqu'on eſt à jeun, qui ſe répand ſur les gencives, les ulcere, qui attaque la racine des dents, y crée le tartre, lui communique une odeur déſagréable, cauſe quelquefois des aphtes & des ulceres, & change dans certaines maladies dans leſquelles l'humeur eſt très-viciée, au point de devenir noire & très-fétide.

La craſſe de la langue & celle des dents, qui eſt la même, viennent donc plutôt des vices de l'humeur de la tranſpiration pulmonaire, que du marc des alimens ou de leurs vapeurs élevées de l'estomac. Cette remarque mérite l'attention des gens de l'Art. Ils reconnoîtront aisément que la langue est toujours chargée lorsque les signes de la pléthore bilieuse existent, même après une diete longue & austere; tandis qu'en prenant des alimens, la langue est toujours nette, si la secrétion de la bile se fait complettement. Ils auront vu d'ailleurs qu'après plusieurs maladies aigües, durant lesquelles la langue a été chargée malgré la diete & la liberté du ventre, si la crise a été bonne, la langue devient nette par l'expulsion critique des substances bilieuses qui étoient mêlées avec l'humeur de la transpiration pulmonaire; tandis que le limon de la langue subsiste opiniâtrement après les crises imparfaites sans que le malade prenne ou ait pris d'alimens.

Ces observations conduisent à réfléchir sur l'abus des purgatifs dont l'indication est tirée de la crasse de la langue; mais elle n'est relative à mon sujet que parce qu'elle donne lieu de conclure qu'on n'abuse pas moins de ces remedes dans les maladies cutanées.

SIGNES tirés des maladiès du foie qui procedent des affections de la peau.

IL ne sera pas hors de propos de rappeller que la correspondance qui se trouve entre l'état du foie & les maladies de la peau, existe aussi quelquefois *vice versâ*, & que le foie éprouve des affections qui procedent de l'état de la peau. On en a des preuves convaincantes dans les métastases ; combien de fois n'a-t-on pas vu des obstructions, des abscès, des ulcères du foie succéder à une dartre disparue, à une humeur de galle répercutée, à une teigne maltraitée, à un simple accès de fievre intermittente, interrompu durant la sueur ?

Galien parle d'un Esclave de l'Empereur, qui, ayant été mordu par une vipere, eut la jaunisse (*Loc. affect. lib.* 5. *c.* 8.). *Zacutus Lusitanus*, *Haller* & quelques Modernes ont fait la même observation ; *Chirac*, au rapport de *Sauvages*, a été lui-même le sujet d'une observation pareille qu'il a publiée.

L'affection de la peau, causée par

une morſure, influe donc ſur l'état du foie; l'humeur, communiquée par la bleſſure, eſt donc portée dans le ſang & mêlée avec les ſubſtances bilieuſes, dont le ſang doit ſe débarraſſer par le moyen du foie; arrivée à ce viſcere, elle y cauſe donc, par ſon attouchement, une inflammation momentanée, qui intercepte la ſécrétion de la bile, & ne laiſſe à toutes les ſubſtances bilieuſes que la reſſource de la tranſpiration pour s'échapper. Tel eſt à peu près ſur ce phénomene le ſentiment de *Mead* (*Monit. med. pag.* 159.).

Que ce ſoit une humeur communiquée par la morſure de la vipere qui affecte le foie, ou une irritation, ou tout ce que l'on voudra, le rapport entre ces deux affections n'eſt pas moins évident d'une maniere que de l'autre. La morſure d'un chien à la jambe, & d'un chat domeſtique à la main droite, ont occaſionné la jauniſſe à deux hommes au rapport de *Lanzoni*, (*Vanſwieten in Aph.* 916.).

Selon *Marcel Donatus* (*Lib.* 1. *cap.* 9.), la piquûre du ſcorpion, dans les pays chauds, étoit ſuivie de ſon temps d'une eſpece de maladie noire dans laquelle toute l'habitude du corps étoit couverte de taches pourprées. Pluſieurs autres Auteurs nous ont tranſmis des faits ſemblables, qu'il eſt inutile de répéter.

Il n'y a peut-être pas moins de relation entre la peſte dont le germe eſt dans l'atmoſphere, & l'état du foie. Le contact des miaſmes ſur la peau & ſur la membrane pituitaire par le moyen de la reſpiration, imprégne l'humeur envoyée à ces membranes pour être tranſpirée, & repaſſe avec elle dans le ſang; & comme cette humeur n'a plus d'autre moyen d'évacuation que celui d'être employée à faire la bile, elle corrompt celle qui aborde au foie, allume l'inflammation dans ce viſcere, & ferme par-là tout accès à d'autres ſubſtances bilieuſes; de ſorte que, repaſſée dans le ſang, elle eſt de nouveau deſtinée pour la tranſpiration, &, qu'arrivée à la peau, elle y éleve des bubons, y grave des pétéchies, y creuſe des ulceres, & y détruit quelquefois ſubitement la vie.

Mais ces attaques extérieures ſeroient inſuffiſantes dans bien des cas pour donner la mort aussi promptement que le fait la peste ; il y a donc lieu de croire qu'elles sont alors une continuation des ravages considérables qui se font à l'intérieur, sur-tout dans le district du foie. Le danger attaché à l'ouverture des pestiférés ne permet pas de vérifier cette conjecture.

Sauvages fait mention d'une maladie de peau que les Chinois contractent par la respiration ; c'est une espece d'érésypele rouge, ou de lèpre, qui survient à ceux qui tirent le vernis de la Chine de l'arbre qui le produit, s'ils en respirent la vapeur. (*Nosolog. Method. tom.* 2. *pag.* 595.).

Si nous avions plus de faits relatifs aux affections de la peau & du foie considérées respectivement, nous parviendrions peut-être à saisir quelques rapports entre les premieres & les concrétions bilieuses formées dans les lieux que la bile parcourt. Ces calculs ne viendroient-ils pas de quelques humeurs de transpiration répercutées, rassemblées & adhérentes par leur viscosité, comme les calculs des reins & de la vessie viennent de quelques matieres ſemblables dégagées des alimens & arrêtées dans leurs canaux excrétoires ?

Gliſſon autoriſe cette préſomption en obſervant qu'il a trouvé des calculs biliaires dans le foie des bœufs renfermés depuis long-temps dans des étables, & expoſés par conſéquent à de mauvaiſes tranſpirations (*Anatom. Hepat. cap. VII. pag.* 105.). *Vanſwieten* (*in Aph. Boerhav.* 950.), conclud de ſa pratique que les hommes les plus ſujets à ces maladies du foie ſont ceux d'une complexion maigre qui menent une vie ſédentaire, qui tranſpirent peu, & qui portent à l'excès l'uſage de la fumée de tabac, d'où réſulte une tranſpiration pulmonaire vicieuſe.

Voici une de mes obſervations les plus propres à convaincre de l'influence des Maladies de la Peau ſur celles du foie : une demoiſelle, qui faiſoit habituellement coucher avec elle un petit chien, ne s'étant pas apperçue que cet animal avoit la galle, il lui ſurvint aux feſſes pluſieurs anthrax conſidérables & très-douloureux. La pudeur l'empêcha de parler de cet accident, une partie des anthrax ſuppurerent à l'aide de quelques topiques, l'humeur de quelques-uns fut vraisemblablement répercutée ; une douleur aigüe se fit sentir à l'hypochondre droit, la fievre s'alluma, & la jaunisse couvrit tout le corps. Ces symptômes de l'inflammation du foie ne furent pas de longue durée ; ils céderent aux saignées & aux boissons chaudes, capables de délayer beaucoup de substances bilieuses, & de les entraîner par la transpiration aidée de la chaleur du lit ; mais l'embarras du foie subsista long-temps, & exigea beaucoup de soins,

MALADIES de Peau, proprement dites, ou causées par la pléthore bilieuse chronique.

ELLES consistent dans des irritations, des inflammations, des tumeurs, des solutions de continuité, que les substances bilieuses, surabondantes dans le sang, occasionnent à des endroits particuliers où elles se présentent pour la transpiration, & quelquefois sur toute l'habitude du corps. Les principales de ces maladies sont les boutons, les érésypeles, les phlegmons, les ulceres, les dartres ; celles-ci sont les plus graves & les plus rebelles.

I

Les enfans, dans le ſein de leurs meres, contractent des diſpoſitions à des maladies de peau qui procedent de la pléthore bilieuſe; elles ſe manifeſtent quelques jours après la naiſſance, par des taches appellées *taches de lait*, & elles viennent d'un dépôt de matieres bilieuſes. La jauniſſe qui ſurvient à pluſieurs nouveaux nés, a lieu, parce que le foie du fœtus n'ayant pu ſéparer toute la matiere bilieuſe qu'il a reçue de ſa mere, elle s'eſt accumulée dans ſon ſang tout le temps qu'il a manqué de tranſpiration; & dès qu'il a acquis cette fonction par ſa ſortie de l'eau, & par l'impreſſion de l'air ſur ſes pores, l'humeur tranſpirable s'eſt trouvée imprégnée des ſubſtances bilieuſes; auſſi cette jauniſſe n'eſt-elle regardée que comme une criſe ſalutaire à la fonction du foie, & non pas comme une maladie de la peau relative au mauvais état de ce viſcere.

2

On lit l'obſervation ſuivante dans le *Traité des Maladies des Enfans*, *avec des inſtructions ſur leur conduite depuis la naiſſance*, par M. Underwood, Médecin à Londres, en Anglois.

» Les enfans ſont ſujets à une eſ-
» pece très-dangereuſe d'inflammation
» éréſypélateuſe, dont, autant que
» je ſaches, aucun Auteur n'a fait men-
» tion, & que j'ai rarement rencontrée
» ailleurs que dans les hopitaux des
» femmes en couches. Les enfans qui
» ont un mois paſſé n'y ſont plus
» ſujets, & la plupart du temps elle
» ſe manifeſte peu de jours après leur
» naiſſance; elle attaque les enfans
» robuſtes auſſi bien que ceux qui
» ſont délicats, & les ſurprend ſans
» aucun indice avant-coureur. Elle
» eſt très-rapide dans ſes progrès; la
» peau y prend une teinte pourprée, & y
» devient bientôt exceſſivement dure.
» Lorſqu'elle eſt bénigne, elle ſe jette
» ſouvent ſur les doigts & les mains,
» & ſur les pieds & les chevilles;

» quelquefois elles se place près des » articulations, ou sur les jointures » mêmes, & tourne subitement en » suppuration. L'espece plus violente » prend presque toujours son siége dans » la région du pubis, & s'étend su- » périeurement sur le ventre, & en » descendant sur les cuisses & les » jambes; je ne l'ai vue que deux » ou trois fois commencer à la nu- » que; le gonflement n'est pas con- » sidérable, mais après que la peau » s'est durcie, la partie devient pour- » pre, livide, & très-souvent sphacé- » lée : cela a sur-tout lieu dans les gar- » çons, lorsque le scrotum est le siége » de la maladie. Le penis enfle, & le » prépuce prend cet air emphyséma- » teux qu'il a dans les enfans qui ont » un calcul arrêté dans l'urethre.

3

DANS un âge plus avancé, une maladie particuliere du cuir chevelu appellée *la teigne de lait*, & quelquefois la *teigne* proprement dite, est l'effet des ulcérations faites à la peau par l'humeur de la transpiration imprégnée de substances bilieuses, & portée dans les canaux plus dilatés qui livrent passage à la matiere des cheveux, en plus grande abondance qu'ailleurs, ou bien ces substances bilieuses s'accumulent dans les glandes, & les parties charnues & graisseuses du col, & y forment des *tumeurs scrophuleuses*, ou qui participent beaucoup du scrophule, auxquelles on donne différens noms, & dont la suppuration est ordinairement critique.

En effet, le foie des teigneux & des scrophuleux est plus gros, d'une couleur plus foncée & plus abreuvée de bile que celui des autres enfans; les premiers sont ceux qui se nourrissent de mauvais pain, de beaucoup de viande, de ragoûts salés, & épicés, alimens abondans en matiere de bile, & ceux auxquels on ne refuse pas le vin, ou ceux dont les nourrices sont attaquées de la pléthore bilieuse.

4

L'ÉTAT du foie & le régime ne sont pas différens dans les enfans de dix à quinze ans attaqués d'*engelures* aux talons, aux pieds, au nez, aux oreilles, & aux levres; c'eſt une maladie accompagnée d'inflammation, de douleur, de démangeaiſon, & quelquefois ſuivie de ſolution de continuité, qui vient en hiver, lorſque le froid de la ſaiſon, interceptant la tranſpiration, arrête dans ces endroits de la ſuperficie du corps, les particules de bile que l'humeur y avoit conduites pour les expulſer. Ces maladies diſparoiſſent pour l'ordinaire en été, lorſque les chaleurs ont réparé la tranſpiration, & que l'uſage des végétaux a procuré un chyle moins abondant en ſubſtances bilieuſes.

5

Les *démangeaiſons* qui ſe font ſentir, les *boutons* qui s'élevent çà & là ſur la peau de bien des perſonnes, principalement à l'époque du printemps, à laquelle la tranſpiration augmente, les *dartres* qui paroiſſent, les *ophtalmies* qui s'aggravent, les *douleurs hémorroïdales* qui s'irritent, les *fleurs blanches*, & les fréquens *écoulemens* jaunes, qui ne ſont pas vénériens; enfin la plupart des *ulceres spontanés* sont, comme dans les cas précédens, les effets d'une portion de substances bilieuses surabondantes & viciées, refusée par le foie, délayée dans l'humeur de la transpiration, & arrêtée aux parties que la nature choisit de préférence pour l'évacuer; leur description plus particuliere seroit superflue pour les gens de l'Art.

6

On range, avec raison, dans la classe des Maladies de la Peau, qui procedent de la pléthore bilieuse, les rougeurs de la face, connues sous le nom de *couperose*, ou *taches hépatiques*, & que le vulgaire même s'accorde à reconnoître pour des effets de l'état du foie, en disant de ceux qui sont marqués par de pareilles taches, qu'ils ont le foie chaud; il ne faut pas confondre cette maladie de peau avec la *rougeur* extraordinaire des joues, les *pustules* du front, les *excrescences* du nez, qui sont aussi l'effet de la pléthore bilieuse entretenue par l'abus du vin, & qui caractérisent l'ivrognerie.

La couperose est fort commune &

fort désagréable, sur-tout pour les personnes du sexe; elle attaque ordinairement les joues; tantôt ce ne sont que de petites marques ramifiées, plus rouges que le reste du visage, sans que la peau soit élevée; tantôt ces marques forment des élévations, & quelquefois il s'y joint des pustules; dans tous les cas, la peau du visage est plus épaisse, souvent elle est dure & raboteuse. Les personnes qui ont cette maladie sont du tempérament bilieux-sanguin; elles sont ordinairement fort échauffées, constipées, sujettes aux maux d'estomac, aux hémorroïdes; elles ont grand appetit, dorment peu, aiment le travail, se mettent facilement en colere, & éprouvent des dérangemens dans les évacuations périodiques. Ces maladies s'aggravent après le temps critique.

7

La pléthore bilieuse précede & accompagne toujours les maladies scorbutiques de la peau; les symptômes de cette maladie & l'ouverture des cadavres, ont mis les Médecins d'accord ſur ce point. Delà les *taches ſcorbutiques*, l'inflammation des gencives, l'excoriation de la peau qui les couvre, & les ulceres ſpontanés du même caractere, s'expliquent naturellement par le vice des ſubſtances bilieuſes emportées par la tranſpiration, & dépoſées ſur les parties affectées. Ces taches ſont ſanguinolentes, parce qu'à l'époque du ſcorbut à laquelle elles paroiſſent, la matiere de la bile, ſurabondante depuis long-temps dans le ſang, s'eſt identifiée à quelques molécules ſanguines, qui ont été entraînées avec l'humeur.

8

L'ÉRÉSIPELE eſt évidemment cauſé par des particules de matieres bilieuſes, délayées dans l'humeur de la tranſpiration; cette tumeur attaque principalement la face comme la couperoſe; elle a une couleur rouge, tirant ſur le jaune; elle eſt parſemée de phlictenes remplies d'une ſéroſité rouſſâtre, qui n'eſt pas différente de celle qu'on pourroit faire en délayant un peu de bile dans la ſéroſité du ſang;

enfin l'émétique est, pour ainsi dire, le spécifique de cette maladie.

Ce n'est pas en évacuant immédiatement l'humeur, qui cause l'éréspypele, que l'émétique guérit; mais, en évacuant la bile cystique, il procure le moyen d'employer à la récupérer une partie des substances bilieuses contenues dans le sang, qui occasionnoient la tumeur, & il diminue ainsi la pléthore bilieuse. M. *Reil* prescrit aussi les émétiques contre l'éréspypele; » afin, dit-il, » que le sang puisse se décharger dans » le foie d'une nouvelle quantité de » matieres bilieuses ».

9

On doit regarder comme des *phlegmons*, qui procedent de la pléthore bilieuse, les dépôts critiques de la peau qui surviennent à la suite des maladies caractérisées par les signes de cette disposition des sujets; ces tumeurs sont formées par une grande partie de matieres bilieuses accumulées, stagnantes, & qui acquierent par leur stagnation un degré de corruption propre à détruire la peau pour se procurer une issue. Un *panaris* est souvent une maladie de peau relative à la pléthore bilieuse ; dans certaines circonstances, la disposition pléthorique du foie est jugée après un certain temps, par des panaris à tous les doigts alternativement.

10

C'est incontestablement à la pléthore bilieuse qu'il faut attribuer les terminaisons fâcheuses des Maladies de la Peau, & la gangrene des parties qui n'avoient d'abord paru que légérement affectées, si l'on a négligé les moyens de diminuer la bile & son énergie, & d'empêcher par là son affluence vers les parties malades. Il y auroit, d'après ce que j'en ai vu, des remarques anatomiques intéressantes à faire sur l'état du foie des sujets morts avec d'anciens ulceres spontanés ou de gangrene.

11

De toutes les Maladies de la Peau qui procedent de l'état du foie, les plus communes sont *les dartres*, & diverses affections que la terreur des malades ou le charlatanisme font nommer ainsi. Les vraies dartres sont opiniâtres parce qu'elles sont entretenues par l'affluence d'une humeur de transpiration, chargée d'un vice particulier des matieres bilieuses que le foie ne filtre pas. Il est difficile de soupçonner un tel vice tandis qu'il n'en résulte aucun changement notable dans l'économie animale, & cependant il ne peut être détruit que par le rétablissement de la sécrétion de la bile.

Les dartres vives, miliaires, croûteuses, éréspelateuses, phagédéniques, scrophuleuses, laiteuses, vénériennes, scorbutiques, &c. prennent ces différens caracteres eu égard à la nature de l'humeur bilieuse qui les cause, & au mêlange qu'elle contracte avec celle de la transpiration. Beaucoup d'affections légeres dégénerent en l'une ou l'autre de ces maladies, lorsque le virus qu'elles développent se communique à la peau, & que les matieres bilieuses, contenues dans le sang, en sont imprégnées.

Une fois que ces matieres se sont fait jour à un endroit de la peau déterminé, elles suivent presque toujours la même route, à moins qu'un accident ou l'application d'un topique contraire, ne dérange la marche naturelle des matieres; alors, en effet, elles se portent sur les autres parties, & elles menacent les organes essentiels à la vie. Le poumon, le foie, & les intestins sont le plus souvent le siége des métastases dartreux; la phtisie, le flux hépatique, la dyssenterie, sont les suites fâcheuses & communément funestes, de ces révolutions.

Mais elles sont plus rares qu'on ne pense. Dans la plupart des cas où l'on a coutume d'accuser les métastases d'humeurs dartreuses, des ravages qui surprennent, il n'y a point eu de répercussion; j'ai vu souvent que les dardres subsistoient dans leur entier, & que par conséquent l'humeur n'avoit pas été détournée; mais j'ai cru reconnoître en même-temps qu'un surcroît de matieres bilieuses surabondantes dans le sang, y exerçoit de nouveaux ravages sur d'autres organes; qu'il y causoit des especes de dartres intérieures, ou d'autres affections de la même nature, & qu'il affectoit maltraitoit ſur-tout quelquefois, la membrane pituitaire & la peau tout enſemble.

Ces faits ne détruiſent pas l'opinion reçue touchant la voie de communication qu'on prétend établie entre toutes les parties, par le moyen du tiſſu cellulaire; on pourroit ſeulement en conclure que cette communication a lieu plus rarement qu'on ne le croit; en effet, pourquoi prétendre qu'une humeur dartreuſe ſe propage par le moyen du tiſſu cellulaire, indépendamment de l'organiſation intérieure, tandis que la ſource intérieure de la premiere dartre eſt propre à en produire une infinité d'autres?

On voit les dartres grandir, ſe multiplier, devenir plus graves & plus opiniâtres, ſuivant diverſes circonſtances relatives à l'âge des malades, à leurs conſtitutions, à leurs manieres de vivre, aux traitemens nuiſibles qu'ils ont eſſuyés, & ſuivant qu'ils négligent plus long-temps de combattre la véritable cauſe de ces affections. On explique, par ce que j'ai dit, pourquoi les remedes les plus actifs en apparence, les plus conſtamment adminiſtrés,

& suivis avec la plus grande docilité, n'empêchent pas une infinité de maux très-graves, qui résultent de ceux qu'on avoit à combattre, lorsqu'ils ne sont pas attaqués selon le vœu de la nature & selon les indications tirées d'une parfaite connoissance de l'économie animale.

On comprend aussi comment les traitemens infructueux des dartres & des autres Maladies de la Peau dont on n'enleve point la cause, portent le trouble dans les fonctions; comment ils alterent divers organes, l'estomac particuliérement, si les relâchans long-temps continués exténuent ce viscere; comment ils causent des affections plus graves en quelque façon, que les dartres; comment le temps employé à ces traitemens inutiles ou contraires, favorise les progrès de la pléthore bilieuse; comment cette pléthore n'étant point diminuée, déprave toutes les humeurs, corrompt insensiblement le foie, comment enfin il s'ensuit delà des maladies contre lesquelles toutes les ressources de l'Art sont quelquefois en défaut, par exemple, la cachexie par l'excessif relâchement.

12

Le *ſcorbut* étant une maladie dont les ſymptômes ſont du nombre des Maladies de la Peau, il n'eſt pas étonnant qu'on le détruiſe par les mêmes moyens & que les antiſcorbutiques les plus efficaces, ſoient ceux qui diſſipent le mieux la pléthore bilieuſe.

Quoique la cauſe des Maladies de la Peau ſoit rapportée à un principe naturel, ſur lequel les Médecins ne ſauroient manquer d'être d'accord dès qu'ils ſaiſiront les occaſions d'obſerver avec impartialité; il ſeroit très-poſſible encore de s'égarer pour le traitement, dans un dédale de probabilités relatives à cette cauſe, ſi on ſe laiſſoit entraîner par le deſir de remplacer ce que la nature ſeule peut opérer, ſi on étoit ſéduit par l'amour des nouveaux remedes, & ſi on vouloit juger de leur efficacité par des analogies, des comparaiſons chymiques, des ſyſtêmes, &c. J'écarterai de ce qui me reſte à dire, toutes ces ſources d'erreurs, & ne donnerai pour vrai que ce que l'obſervation aura conſtaté: j'attends moi-même d'être éclairé par de nouveaux faits, pour ajouter aux connoissances que les précédens m'ont procurées.

PARTIE MÉDICALE,

Ou esquisse des traitemens qu'exigent les Maladies de la Peau.

Les secours convenables contre les Maladies de la Peau, dont je viens de faire l'énumération, doivent donc avoir pour but, 1°. de détruire la pléthore bilieuse, 2°. de rétablir la sécrétion de la bile, 3°. de favoriser la transpiration. Je ne parlerai que des maladies cutanées simples ; on sait ce qu'exigent celles qui sont ou entretenues ou compliquées par un virus. Si on a accordé aux observations précédentes toute l'attention & la confiance qu'elles semblent mériter, on a déjà apprécié les prétendus *spécifiques* recommandés contre ces maladies, & assis des jugemens sur les succès qu'on en doit attendre.

Avant d'entrer en matiere sur le choix

de ces ſecours, je ne puis paſſer ſous ſilence une remarque que j'ai déjà faite ailleurs, & que j'aime à répéter chaque fois que l'occaſion s'en préſente, comme un hommage à la ſagacité des anciens Médecins : ſous quelque nouveau point de vue qu'on enviſage les maladies, de quelque maniere qu'on en raiſonne d'après les nouvelles découvertes Anatomiques & les connoiſſances Phyſiologiques; les traitemens qui leur conviennent, ſont encore ceux que l'expérience des Anciens a conſacrés; peu de nouveaux moyens méritent d'y être ajoutés, aucun n'a obtenu le droit de les ſuppléer. La monotonie apparente des remedes généraux eſt mille fois plus ſavante que toutes les découvertes des nouveaux médicamens, par les ſeuls motifs qui déterminent le choix des premiers.

Le but de remédier aux Maladies de la Peau, en *détruiſant la pléthore bilieuſe* qui les occaſionne, ſera aiſé à remplir, ſi on ne perd pas de vue que la matiere de la bile vient des alimens. Le régime ſeul, ou l'attention de ne vivre que de ſubſtances peu propres à engendrer la bile, diminueront les matieres bilieuſes, & détruiront la pléthore, ſi on les continue jusqu'à ce que le foie ait eu le temps de ſéparer du ſang toutes les matieres bilieuſes qui avoient été réjettées par ce viſcere, & qui ne trouvoient d'iſſue qu'avec la tranſpiration.

Il ne faut donc que du régime pour remédier à la pléthore bilieuſe : le préjugé, qui porte à croire qu'on en vient à bout par des remedes, & que le régime n'eſt qu'acceſſoire, eſt très-fâcheux : c'eſt peut-être le principal obſtacle aux ſuccès ; les remedes, au contraire, s'il convient d'en employer, ne ſont que des moyens ſecondaires qu'on peut mettre en uſage pour écarter les obſtacles qui pourroient naître dans l'opération de la maniere de vivre.

Mais on auroit tort de s'imaginer qu'on réuſſira par de légers changemens, & ſans privations : les malades ont à cet égard des préjugés nuiſibles, & les Médecins ſont d'une timidité ou d'une inſouciance auſſi eſſentielles à combattre.

Pour détruire la pléthore bilieuſe, & guérir les Maladies de Peau, qui procedent de cette conſtitution, on ne ſe contentera donc pas de retrancher quelques mets de ſa table, d'en bannir les viandes ſalées, les ragoûts, les épiceries, le vin pur, le beurre, & d'autres lieux communs de médecine, de ſubſtituer des viandes bouillies ou rôties abondantes en ſucs, des légumes imprégnés de jus de viandes, les poiſſons recherchés, &c. &c.; ſi on ne proſcrit pas tout d'un coup dans les cas graves toutes ces ſubſtances, ſi on ne met pas tout de ſuite les malades à un régime complet; on affoiblira peut-être la cauſe du mal, mais on ne l'enlevera pas, & les remedes par leſquels on l'attaquera, ne corrigeront pas ce qu'il y a de vicieux dans les régimes qu'on a coutume de ſuivre.

Pourquoi dans les circonſtances qui l'exigeroient, ne mettroit-on pas les perſonnes pléthoriques au régime des anciens Peuples vigoureux & ſains? Pourquoi ne leur feroit-on pas ſentir la néceſſité de ne vivre que d'herbages, de légumes à l'eau, de ſalade (excellente nourriture dans la pléthore bilieuſe) de racines, & des fruits que chaque ſaiſon procure? On doit ſur-tout déplorer l'erreur qui fait attribuer aux fruits, des mauvaiſes qualités chimériques, & qui leur fait préférer les mêts auxquels on s'habitue dans les saisons où ils ne se trouvent pas. Ne guérit-on pas (si la comparaison est permise), *le farcin*, Maladie de la Peau des chevaux, en substituant l'herbe verte du printemps & de l'automne, à la nourriture dont ils font usage habituellement.

Ce qui m'a le plus étonné quand j'ai pris des connoissances générales sur la maniere dont la médecine est exercée en Europe; c'est la diversité prodigieuse des boissons usitées dans les maladies, comparée à l'uniformité des alimens; il semble qu'on regarde ceux-ci comme indifférens pour la santé, & qu'on attribue aux autres toutes les propriétés d'où procedent les changemens qu'on veut opérer. Cette réflexion mérite d'être sentie : toujours le bouillon dans les maladies aigües; peu de Médecins sont au-dessus du préjugé qui domine le vulgaire à ce sujet, tandis que les tisanes & les potions sont multipliées à l'infini.

Dans les maladies chroniques, la ressemblance du régime n'est pas moins étonnante, ni par conséquent l'effet qu'on en attend moins indifférent : de vingt malades, on peut assurer que dix-huit mangent les mêmes choses : quelle que soit la différence des maladies, il n'y en a, pour ainsi dire, aucune entre les alimens, surtout dans les hopitaux ; on attend tout des boissons & des médicamens.

Il arrive le plus souvent de là, dans les Maladies de Peau, que les alimens ajoutent autant & quelquefois plus de substances bilieuses dans le sang, que les boissons n'en peuvent dissoudre & entraîner, & que les malades restent dans le même état ; ou, si la diete, autre abus dans les maladies chroniques, les prive tout-à-fait d'alimens, les boissons énervent les organes qui ne sont point avivés par un nouveau chyle, & alterent les fonctions.

A cette premiere raison du peu de succès des traitemens appliqués aux Maladies de la Peau, se joignent celles qui se tirent de la nature des boissons : chaudes, elles relâchent les membranes & leurs ôtent le ressort propre à expulser les humeurs bilieuses par la transpiration ; chargées de certains sucs végétaux par l'ébullition, elles portent dans le sang des substances qui leur permettent moins de s'imprégner de celles qu'elles y trouveroient; abondantes, elles n'operent aucune autre dépuration que la leur propre, parce qu'elles se présentent en quantité pour la transpiration, & qu'elles occupent entiérement l'organe de cette fonction. Enfin le crédit momentané des jus d'herbes n'est pas mieux fondé. Ces raisons sont une critique involontaire de la conduite du plus grand nombre des malades.

Aussi y a-t-il des boissons auxquelles on donne avec raison la préférence; ce sont en général les plus aqueuses, les plus facilement miscibles aux humeurs : l'*eau* pure est d'une efficacité qui la rend recommandable; c'est le seul secours offert aux animaux domestiques, que nous exposons à la pléthore bilieuse, en les faisant participer de notre maniere de vivre, & ils l'emploient avec succès; la plupart des habitans de la campagne n'en ont pas d'autre, & s'en sont bien trouvés dans mille circonstances où les guérisons dues aux sources voisines de leurs habitations, ont procuré à plusieurs l'honneur d'un culte religieux.

Le Commentateur de BOERHAAVE fixe le choix des boiſſons convenables dans la pléthore bilieuſe, en rapportant les ſuccès qu'il a obtenus de l'infuſion *de chiendent* (*Vanſwieten in Aph.* 950.). Les remarques de cet Auteur ont, à la vérité, pour objet les calculs biliaires; mais ſi cette décoction a quelqu'efficacité contre les concrétions calculeuſes de la bile; à plus forte raiſon conviendra-t-elle dans les cas plus ſimples de la ſurabondance des matieres bilieuſes, caractériſée par quelque Maladie de Peau. Je n'ai pas moins de confiance à l'infuſion de *ſaponaire*. Cette plante, broyée dans l'eau, forme de la mouſſe & de l'écume comme le ſavon; elle enleve auſſi les taches des habits, ce qui l'a fait appeler *ſavonniere* : les Auteurs s'accordent à lui trouver la propriété de réſoudre les coagulations de la bile & du ſang, & de guérir la jauniſſe. J'ai auſſi obtenu des ſuccès de la ſimple décoction de quelques herbes potageres qu'on emploie à la cuiſine.

On peut donc détruire la pléthore bilieuſe par le changement d'alimens & par quelque boiſſon, telle que l'infusion de chiendent ou de saponaire; le défaut de substances bilieuses dans les alimens substitués, laisse à l'économie animale le temps d'employer à la formation de la bile, celles qui surabondent dans le sang; tandis que la boisson prise avec modération s'amalgame avec ces substances & en entraîne peu-à-peu une partie dans les routes de la transpiration.

Ces secours ne suffisent pas dans les Maladies de Peau, qui procedent d'une pléthore bilieuse considérable; mais alors ils doivent être précédés par les remedes dont je vais parler; & après ces remedes le régime est le principal, le seul artisan de la guérison, comme dans les exemples suivans.

Une Demoiselle de vingt ans étoit tourmentée par une dartre érésypélateuse, qui lui occupoit depuis deux ans le cou, les avant-bras, & le devant de la poitrine; elle avoit outre cela un chapelet de pustules purulentes autour des reins, & le front étoit continuellement défiguré par la même éruption. L'état du pouls tourna mon attention du côté du foie; la malade avoua qu'elle y ressentoit depuis long-temps une pesanteur douloureuse qu'elle avoit cachée à ses parens; les fausses côtes étoient un peu élevées par le gonflement de ce viscere. Après les remedes généraux, les potages herbacés, les légumes à l'eau, la salade, les fruits crus (en automne), & les boissons acides pour toute nourriture, dissiperent totalement ces maladies que leur ancienneté avoit fait regarder comme incurables.

Dans le même temps, la fille-de-chambre de Mme de ...., âgée de dix-sept ans, me consulta pour la même maladie, accompagnée d'ulceres aux jambes, & de pustules suppurantes sur les bras, le ventre & les reins; la suppuration étoit un ichor jaune, dont le séjour rongeoit la peau en d'autres endroits; la malade étoit en cet état depuis un an, époque à laquelle elle avoit beaucoup mangé sans se donner d'exercice. Un séjour à l'Isle de Rhé de six semaines, pendant lesquelles elle ne vécut que de coquillages, & ne but que de l'eau vinaigrée, acheva de la guérir.

La *saignée* est indiquée dans la pléthore bilieuse, par la gravité des symptômes de cette altération du ſang, rapportés plus haut, & lorſque le pouls eſt plein & lent, ou petit, dur & ſerré, que la peau eſt ſeche & pâle tirant ſur le jaune, que les joues ſont colorées, que les membres ſont fatigués, douloureux; qu'il y a défaut d'appétit, inſomnie ou propenſion au ſommeil, &c. L'idée, qui peut faire diſtinguer les cauſes de ces deux ſymptômes contraires & cependant univoques de la même affection, ne m'eſt pas encore venue.

Le ſang tiré de la veine eſt plein de matieres bilieuſes, comme je l'ai décrit, s'il eſt ſorti par une grande ouverture; & la ſaignée doit être répétée à quelques jours d'intervalle ſi ces matieres dominent. L'ancien uſage des Médecins de recevoir le ſang dans pluſieurs petits vaſes appellés *palettes*, fournit un moyen de juger la conſtitution du ſang. Il faut, lorſque les matieres bilieuſes dominent dans les premieres palettes, qu'il n'en paroiſſe plus dans la derniere, pour ceſſer de ſaigner. Cette remarque eſt très-importante pour fixer le terme d'une évacuation qui n'eſt jamais indifférente, & écarter la timidité fâcheuſe des gens de l'Art, qui n'ont pas eu occaſion de s'éclairer par l'obſervation.

Après les ſaignées convenables, on a recours à l'*Émétique*. En évacuant une partie de la bile contenue dans le ſac & les canaux biliaires, on y fait un vuide deſtiné à être rempli par de nouvelles matieres bilieuſes contenues dans la veine porte, & on répete ce remede avec ménagement; mais j'ai obſervé que quand la pléthore bilieuſe eſt conſidérable & ancienne, le foie eſt en même-temps altéré, les canaux biliaires obliterés, & l'émétique n'évacue point de bile; il faut alors pour détruire la pléthore, tout obtenir du régime, dont les effets ſont plus lents

Un nommé *Mailard*, Matelot, nouvellement arrivé d'Amérique, étoit reſté pendant toute la traverſée ſur le cadre, tourmenté d'une dartre éréſipélateuſe qui occupoit le dos, les reins, les cuiſſes, les jambes, & une partie du ſcrotum. Les purgatifs, les abſorbans, diverſes lotions, le mercure lui avoient été adminiſtrés ſans ſuccès; la douce-amere, dont il avoit fait uſage depuis ſon débarquement, n'avoit pas mieux réuſſi. Deux ſaignées calmerent la chaleur & l'inflammation des dartres ; l'émétique évacua très-peu de bile, mais la limonade pour boiſſon, le régime végétal, le grand air, & quelques remedes que j'indiquerai, firent tout diſparoître dans un mois.

Les *purgatifs* ne rempliſſent pas la même indication que l'émétique ; ils ont plutôt un but oppoſé à ce qu'exige la pléthore bilieuſe ; ils n'évacuent point la bile de la véſicule, puiſqu'elle n'eſt point à leur portée ; ils entraînent beaucoup de féroſités, & font par conſéquent que les matieres bilieuſes acquierent encore plus d'énergie ; ils ſont eux-mêmes, pour la partie qui paſſe dans le ſang, des ſources fécondes de ces matieres qui s'identifient avec celles dont le ſang eſt ſurchargé ; j'ai vu pluſieurs fois la pléthore bilieuſe conſidérable chez les ſujets qui abuſent des purgatifs, & les Maladies de Peau s'aggraver, devenir plus rebelles par leur uſage. Le foie ne tarde pas à être obſtrué ou abſcédé, & la jauniſſe, l'hydropiſie, la cachexie, ſont les ſuites de l'abus des purgatifs dans les Maladies de la Peau ;

ils n'enlevent que l'humeur inteſtinale : cette humeur eſt un peu jaune par elle-même, les purgatifs la rendent brune & âcre ; elle eſt glaireuſe ; elle paroît abondante, parce qu'elle eſt délayée dans la boiſſon ; mais ce n'eſt pas la bile de la véſicule du fiel qu'ils évacuent.

Tous les remedes échauffans, les toniques, les amers, les ſpiritueux, les antiſcorbutiques chauds, & ſurtout les narcotiques, ſont les plus grands ennemis des Maladies de la Peau, en ce qu'ils augmentent, comme les purgatifs, les matieres bilieuſes dans le ſang. J'ai vu des maladies inflammatoires cauſées par l'uſage du ſuc de creſſon contre des Maladies de Peau, & des dartres rendues cancéreuſes par l'extrait de pavot. On demande pourquoi le café incommode tant de perſonnes ? c'eſt qu'il accumule les ſubſtances bilieuſes dans le ſang. Cette décoction n'eſt bonne qu'à ceux dont le ſang eſt dépourvu de ces ſubſtances.

Un préjugé, qui n'eſt pas moins fâcheux pour les perſonnes attaquées de Maladies de Peau, a introduit dans leur traitement les *poudres minérales*, les æthiops, l'antimoine, &c. vantés par des empiriques ; ces matieres ſolides & peſantes ne s'introduiſent pas dans le ſang ; elles ne ſont pas reçues dans les *villi* des inteſtins dont la conformation ne leur permet d'admettre que la partie la plus tenue du chyle, qui eſt une eſpece de lait ; elles tombent dans les matieres fécales, & elles n'agiſſent que comme abſorbans ; ils peuvent avoir leur utilité ; mais la pléthore bilieuſe n'eſt pas ſuſceptible d'être détruite par les abſorbans.

Les *préparations mercurielles* ne doivent pas être rangées dans la même claſſe ; la grande activité du mercure, bien préparé, peut lui rendre les *villi* perméables ; l'introduction de ce minéral dans le ſang peut diviſer les matieres bilieuſes qu'il contient, & les diſpoſer à être évacuées par les moyens indiqués plus haut. On ne peut pas diſconvenir que ce remede ne convienne dans quelques cas compliqués ; mais il exige d'être adminiſtré par une main bien conduite, & ſon uſage doit être foutenu par d'autres fecours qui s'oppofent aux fuites dangereufes de fon application.

Après avoir mis en ufage les moyens précédens de détruire la pléthore bilieufe, on doit tourner fes vues vers la *fécrétion de la bile* qu'il s'agit de rétablir : fi le foie eft altéré, & que les vaiffeaux foient engorgés, il fera difficile d'y parvenir ; mais, pour peu que l'état de ce vifcere foit fufceptible d'amélioration, l'*exercice*, le grand air, & les mouvemens des mufcles de la poitrine, & du bas-ventre, réparent ces dérangemens & reftituent les fonctions ; la marche, la courfe, la danfe, l'exercice du cheval, font également indiqués.

On favorifera *la tranfpiration* par les mêmes moyens ; ils font même les feuls efficaces ; les malades, à qui il n'eft pas poffible de fortir & de s'exercer, y fuppléeront, mais imparfaitement, par les *bains*, les *lotions*, & par des topiques qui attirent à la peau les humeurs ftagnantes que l'action des mufcles ne chaffe point ; les émolliens anodins, s'appliquent dans l'occafion ; dans d'autres temps les Maladies de Peau ont besoin de topiques âcres, afin de diviser l'humeur bilieuse retenue dans la peau & d'y pratiquer des ouvertures capables de procurer une issue convenable.

Lorsqu'après les traitemens précédens, on a lieu de croire que la pléthore bilieuse est détruite, & qu'il reste cependant des Maladies de Peau, il faut avoir recours à des remedes particuliers, dont l'expérience a constaté l'efficacité; plusieurs méritent la préférence dans certains cas. Je ne rapporterai point ceux dont je fais usage avec le plus de succès; mon but n'est pas de traiter cette matiere à fond : la cause que je fais connoître, une fois avouée, les remedes seront aisés à appliquer.

Quelquefois il reste après le traitement, des Maladies de Peau qui ne sont que locales, & qui n'exigent que des topiques. La continuation des remedes internes après que la cause de ces maladies est enlevée, dérangeroit la santé de mille autres manieres. Celles qui résistent le plus, sont les dartres; on les cautérise. On employe pour cela égale quantité d'*huile de tartre par défaillance*, & d'eau; on en bassine la dartre; elle s'enflamme ; on y applique des cataplasmes de mie de pain & de lait ; elle suppure, & après que la suppuration a dissout les matieres accumulées, & durcies dans la peau, un nouvel épiderme croît, & la partie reprend l'état naturel.

C'est de cette maniere que j'ai guéri, entre autres, à une demoiselle de vingt-neuf ans, deux dartres croûteuses qui lui couvroient les joues depuis trois ans ; il y a près de cinq ans qu'il ne lui a reparu aucune pustule. J'ai, dans une autre occasion, appliqué avec le même succès un cautere potentiel ou *le feu*, au centre d'une dartre qui occupoit depuis deux ans la partie postérieure & un peu latérale du cou. Le *sublimé corrosif*, dissout dans l'eau, m'a été quelquefois aussi fort utile ; je n'ai jamais pris sur moi de donner intérieurement cette substance dangereuse.

Quelques Maladies de Peau exigent d'être cautérisées dès qu'elles paroissent s'établir, & tandis qu'on s'occupe de détruire la pléthore bilieuse ; telles sont principalement des pustules rouges ou violettes & écailleuses, qui se réunissent en forme de grappes, se multiplient en paroiſſant ſucceſſivement, & ſe remplacent les unes auprès des autres, au point qu'elles s'emparent de la partie, & qu'elles en rendent la peau dartreuſe. Je fais d'abord laver ces puſtules pluſieurs fois le jour avec une diſſolution de ſublimé corroſif; ſi cette lotion, adminiſtrée en même-temps que le régime propre à détruire la pléthore bilieuſe, ne réuſſit pas, j'ai recours à la cautériſation par l'huile de tartre : il n'arrive jamais d'accident après ce traitement, à moins qu'un nouvel amas de matieres bilieuſes ne cauſe dans la ſuite de nouvelles maladies.

On auroit beaucoup d'obſervations à faire ſur d'autres remedes uſités dans les Maladies de la Peau, dont l'application ne répond pas au but qu'elles indiquent, de détruire la pléthore bilieuſe, & dont on n'a pas examiné la maniere d'agir, relativement à cette indication; les plus malfaiſans ſont des boiſſons ſingulieres, des topiques, des lavemens, des eaux minérales, le lait, les cauteres appliqués dans des parties ſaines; je n'entrerai pas ici dans les détails que leur examen exigeroit; il me ſuffit de dire que l'expérience les proſcrit du traitement des maladies cutanées; le lait ſur-tout & les œufs ſont les ennemis reconnus des conſtitutions pléthoriques du foie. Tous les cas le prouvent; c'eſt pourquoi un excellent Obſervateur, feu M. *Raulin* pere, a publié que le lait devoit être proſcrit du traitement de la *phtiſie pulmonaire*, qui procede peut-être le plus ſouvent de pléthore bilieuſe; & cette remarque eſt une découverte importante. *Voyez Nouvelles de Médecine, année* 1785, *pages* 107 & 130.

L'effet des cauteres ouverts à des endroits ſains, tout ſpécieux qu'il eſt, tout accrédité par la mode, n'eſt pas moins abuſif que celui du lait; la ſuppuration qu'il procure ne diminue pas l'affluence des matieres bilieuſes, qui entretient ailleurs des maladies cutanées; elle eſt preſque toujours indifférente. On imagine détourner, par un cautere, une évacuation bilieuſe naturelle, comme on changeroit le cours d'un ruiſſeau : la nature n'obéit pas ainſi; la Maladie de Peau reſte; le cautere en eſt une ſeconde, que l'Art y a ajoutée. La premiere ſubſiſte juſqu'à ce que la pléthore bilieuſe ſoit diſſipée, ou bien elle ne disparoît pas sans danger; l'autre, produite inutilement, devient nécessaire à conserver, & sa guérison est dangereuse tant que cette pléthore dure. L'effet du cautere est donc borné à procurer une évacuation imparfaite de matieres bilieuses toujours renaissantes, par un ulcere douloureux, & qui expose à des inconvéniens fâcheux, sans contribuer à détruire la pléthore bilieuse. Voilà encore un sentiment fondé sur les faits, qu'il sera difficile de substituer au préjugé. Rien ne s'oppose, de nos jours, au crédit d'une nouvelle méthode; on l'embrasse, on l'exerce avec enthousiasme sur la foi les uns des autres; l'observation vient-elle en démontrer l'abus? sa voix est rarement écoutée par la même génération de Médecins.

FIN.

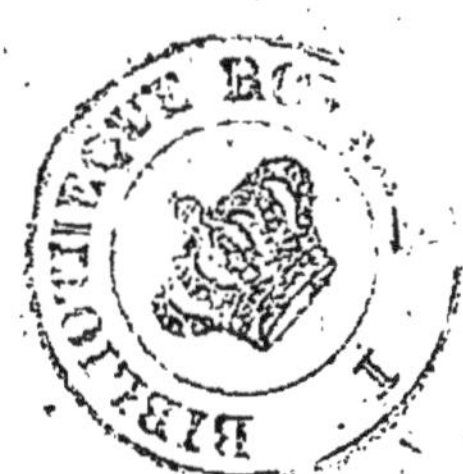

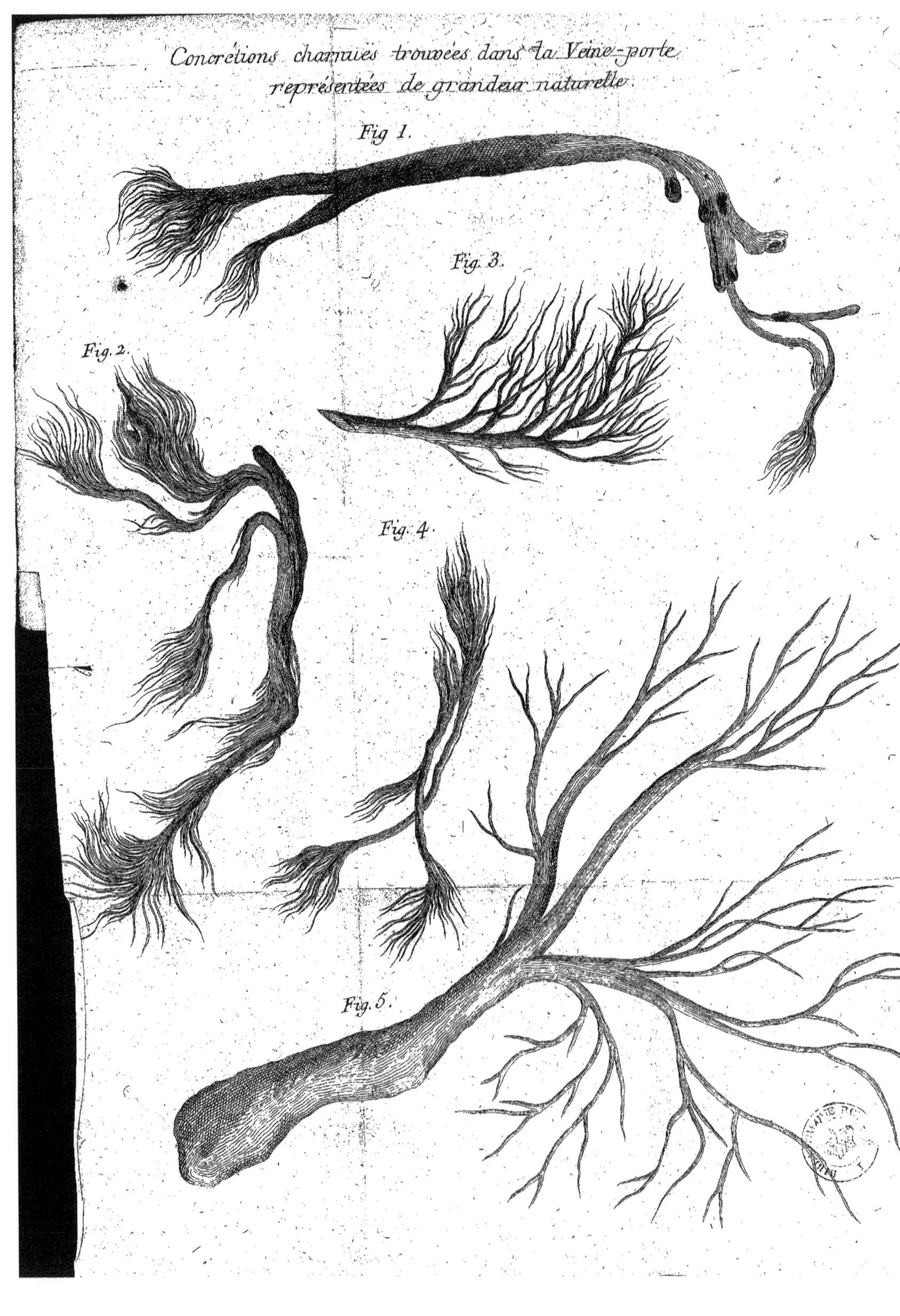
Concrétions charnuës trouvées dans la Veine-porte
représentées de grandeur naturelle.
Fig 1.
Fig. 2.
Fig. 3.
Fig. 4.
Fig. 5.

www.ingramcontent.com/pod-product-compliance
Ingram Content Group UK Ltd.
Pitfield, Milton Keynes, MK11 3LW, UK
UKHW012054240726
13965UKWH00003B/1294

9 782013 049856